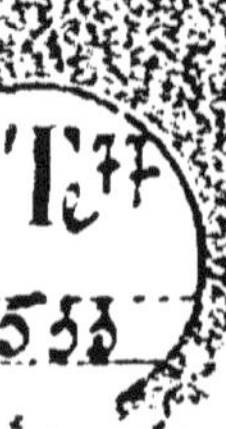

Quelques Essais sur le Traitement

DE LA

TUBERCULOSE PULMONAIRE

PAR

LE Dr J.-A. GAGNIÈRE

LYON
A. REY IMPRIMEUR DE LA FACULTÉ DE MÉDECINE
4, RUE GENTIL, 4

1895

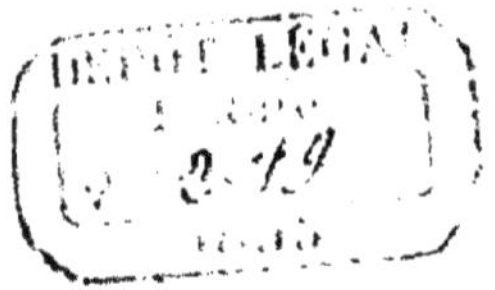

QUELQUES ESSAIS SUR LE TRAITEMENT

DE LA

TUBERCULOSE PULMONAIRE

Quelques Essais sur le Traitement

DE LA

TUBERCULOSE PULMONAIRE

PAR

LE Dr J.-A. GAGNIÈRE

LYON
A. REY IMPRIMEUR DE LA FACULTÉ DE MÉDECINE
4, RUE GENTIL, 4
—
1895

AVANT-PROPOS

La tuberculose pulmonaire étudiée depuis les temps anciens a été l'objet d'immenses travaux.

Laennec est le premier qui l'ait vue et décrite sous sa véritable forme ; sa nature, si diversement interprétée à différentes époques et par des observateurs éminents, avait établi une diatribe restée célèbre entre lui et Broussais.

Celui-ci affirmait que la pthisie pulmonaire n'était qu'un produit d'inflammation, que le tubercule était un reliquat de catarrhe ou de pneumonie chronique.

Laennec soutenait avoir affaire à une production étrangère à l'organisme, ayant une vie spéciale, un parasite.

Le 5 décembre 1865, Vuillemin démontra que la tuberculose est une maladie virulente, infectieuse et inoculable.

Aussitôt l'inoculation de la tuberculose fut répétée et variée à l'infini.

Cohnheim l'inocula dans la chambre antérieure de l'œil, ainsi il put vivre l'évolution progressive du processus tuberculeux.

Chauveau fit manger des matières tuberculeuses à des animaux de la race bovine : ils devinrent phtisiques.

Tappeiner et Weichselbaum rendaient phtisiques des chiens, en leur faisant respirer des poussières de crachats tuberculeux.

Krishaber et Dieulafoy inoculèrent des singes qui moururent tuberculeux.

Koch enfin, inspiré par les doctrines de Pasteur, découvrit le bacile de la tuberculose, en mai 1882.

Je saisis ici l'occasion de rendre hommage à mes Maîtres que je vénère dans ma mémoire :

A mon Président de thèse, M. le professeur Soulier, et à M. le professeur Cazeneuve, qui m'ont instruit, soutenu et encouragé dans mes études.

MM. les professeurs Ollier, Bondet, Lépine et Teissier, qui m'ont prodigué leurs sages et savants conseils pendant toute la durée de mes études médico-chirurgicales, ainsi que MM. les professeurs agrégés Devic, Weill et Courmont dont la bienveillance ne s'est jamais démentie.

Je ne puis passer sous silence la sollicitude toute particulière de M. le chirurgien-major Gangolphe, je le remercie de l'accueil sympathique qu'il m'a toujours réservé et le prie d'accepter mon profond attachement.

Enfin à tous ceux qui ont participé à mon instruction.

J'ai présent à ma pensée le défunt Léon Tripier, chirurgien-major, qui, le premier, m'a appris à aimer les malades, les soigner avec méthode et douceur.

Ma reconnaissance pour eux sera longue autant que ma vie.

QUELQUES ESSAIS SUR LE TRAITEMENT

DE LA

TUBERCULOSE PULMONAIRE

Aujourd'hui on désigne ainsi toute lésion du poumon qui tend à produire une désorganisation progressive de ce viscère à la suite de laquelle survient son ulcération.

Par ses immortels travaux sur la phtisie pulmonaire, Laennec avait légué au Corps médical une étude si approfondie de cette maladie, il avait frappé si juste en décrivant ses lésions, ses formes et en proclamant leur unité: il avait si merveilleusement inventé et décrit les signes qui nous sont révélés par l'auscultation, qu'aujourd'hui même nous n'avons qu'à nous incliner devant l'œuvre de cet homme de génie (unicité des phtisies, doctrine française). Virchow apposa celle de la dualité des phtisies (doctrine allemande) qui admet que la phtisie pulmonaire est tantôt tuberculeuse, due à la présence de granulations tuberculeuses ramollies; tantôt caséeuse due à des produits inflammatoires pneumoniques qui ont évolué à la façon des tubercules.

Grâce aux recherches anatomo-pathologiques qui ont montré contrairement à l'opinion de Virchow que le tubercule pouvait prendre naissance dans l'épithélium des alvéoles pulmonaires aussi bien que dans le tissu conjonctif (Grancher, Thaon) et aux expériences d'inoculation qui ont prouvé que la matière caséeuse de certaines pneumonies chroniques déterminait l'apparition de la phtisie pulmonaire comme l'inoculation de la matière tuberculeuse, elle-même (Vuillemin), la doctrine de Laennec l'emporte sur celle de Virchow auprès de la majorité des cliniciens et des anatomo-pathologistes qui admettent l'unicité des phtisies, quelle que soit d'ailleurs la forme clinique qu'elles revêtent dans le poumon.

Bacille de la tuberculose.

Le bacille de Koch se colore en rouge ou en bleu suivant le procédé employé; il est immobile et sa forme est celle d'un bâtonnet très grêle dont la longueur égale environ 1/3 d'un globule sanguin.

Il est bien l'agent actif de la tuberculose puisqu'il a pu être isolé, cultivé et inoculé avec succès ; avec le virus de ses cultures Koch pratique des inoculations à différents animaux, il détermine chez eux la tuberculose plus sûrement encore qu'avec l'inoculation de fragments de tissus tuberculeux.

D'après les travaux de MM. Malassez et Vignal on trouve dans les produits tuberculeux des microcoques libres ou réunis en zooglées : cette différence ne représenterait que les états successifs dans le développement d'un même micro-organisme. En effet la tuberculose zoogléique, après une ou plusieurs inoculations peut engendrer la tuberculose bacillaire.

TRAITEMENT DE LA TUBERCULOSE PULMONAIRE

Créosote de hêtre.

La créosote officinale rectifiée (impure, elle peut provoquer de graves accidents) est un liquide de consistance fluide à odeur pénétrante, mais agréable, incolore, peu soluble dans l'eau, se dissolvant en toutes proportions dans l'huile, l'alcool. Elle peut être administrée à des doses variables pour chaque individu pourvu qu'elle soit tolérée.

On l'administre par la bouche, l'intestin, le poumon ou la peau.

Voie gastrique. — C'est la plus commode, malheureusement, la tolérance de l'estomac est très variable : un tel en tolère 6 à 8 grammes pendant qu'un autre sera convulsionné avec 2, 1, 50 centigrammes.

La muqueuse buccale étant plus sensible que celle de l'estomac, il est préférable de l'administrer en capsules, pilules, qu'en élixir, sirops, potions, huiles, vins. On ne doit pas essayer de vaincre l'intolérance gastrique.

Voie intestinale. — La muqueuse intestinale a une grande puissance d'absorption surtout marquée à sa partie inférieure, au voisinage de l'ampoule rectale ; ici aussi la tolérance est variable d'un individu à l'autre.

C'est par la voie rectale qu'il convient de commencer tout traitement créosoté afin de juger de la tolérance du sujet, on débutera par 1 gramme, s'il est toléré on augmentera progressivement jusqu'à intolérance ; dans le cas contraire, il est inutile d'essayer un autre mode d'administration.

Voie pulmonaire. — Surtout utile quand les autres modes d'administration sont impraticables, c'est un moyen adjuvant ; seul, il est insuffisant, vu le peu de créosote absorbée, malgré la sécheresse de la gorge, une légère irritation des bronches se traduisant par de petits accès de toux, on peut dans quelques cas voir diminuer les sécrétions bronchiques.

Voie sous-cutanée. — Il a beaucoup d'avantages sur les autres procédés : 1° L'effet est plus rapide ; 2° Le médicament est entièrement utilisé ; 3° Il agit à plus faibles doses.

L'huile d'olives pure est le véhicule le plus parfait pour les injections sous-cutanées, la glycérine, la vaseline n'étant pas aliments lui sont bien inférieures ; les huiles d'arachides, de foie de morue ne sont pas tolérées.

La solution au 1/15 est la plus forte, on doit commencer par 1/99 ; on élèvera progressivement suivant la tolérance du sujet.

Eviter de faire les injections dans la région abdominale et dans la partie interne des cuisses, préférer la région fessière ou le dos ; la douleur de la piqûre est rare, de courte durée et peu intense.

Voie d'élimination. — La créosote passe rapidement dans le sang, elle est éliminée en partie par les poumons : l'haleine des malades ayant une odeur créosotée.

C'est surtout par les urines qu'elle s'élimine, on la retrouve presque en totalité même à la suite d'injections très minimes ; elles sont ordinairement claires, limpides, sans odeur créosotée ; elles peuvent aussi être noirâtres, noir verdâtre et noires suivant la tolérance du patient ; les plus curables sont ceux qui ne présentent pas ces teintes ; l'albuminurie n'est pas une contre-indication au traitement par la créosote ; elle s'élimine aussi par la sueur qui peut varier de la simple moiteur aux sueurs profuses (ce phénomène n'a lieu que dans l'administration de la créosote par la voie sous-cutanée), alors certains malades ont du prurit plus ou moins intense qui peut aller à simuler l'urticaire.

Les tuberculeux pulmonaires constituent l'immense majorité des malades : on peut considérer comme pulmonaires tous ceux dont le poumon est intéressé ; ainsi un homme porteur de ganglions, si le poumon est suspect, peut être classé dans les tuberculeux pulmonaires, on peut avoir des tuberculeux ganglionnaires sans lésions appréciables au poumon ; chez les uns comme chez les autres on peut établir le traitement par la créosote.

Observation I

(Service de M. le professeur Bondet, avril 1891.)

Jeune fille de dix-neuf ans, atteinte de tuberculose du sommet droit depuis un an environ. Elle avait craché du sang en janvier 1890, eut une pleurésie gauche en mai 1890 terminée par la purulence.

L'empyème fut pratiquée. Néanmoins l'état général s'affaiblissait de plus en plus : œdème des pieds, fièvre hectique, vomissements, toux intense, crachats nummulaires, sueurs profuses, nouvelles vomiques purulentes tous les dix ou quinze jours.

Refus d'une nouvelle intervention chirurgicale; les injections créosotées sont décidées.

Au début, chaque injection amenait de petits accidents qui frisaient l'intolérance, il fallut commencer par des doses minimes, n'augmenter qu'avec une très grande prudence.

Peu à peu la dose de 5 grammes fut atteinte et maintenue pendant plusieurs mois sans pouvoir la dépasser.

La vomique finit par disparaître, les craquements s'effacèrent, l'appétit revint, le poids augmenta progressivement de 45 à 52 kilogrammes, soit 7 kilogrammes en deux mois et demi,

En juillet, les vacances ne me permirent pas de revoir cette malade, j'appris qu'elle était sortie comme guérie.

Observation II

(Service de M. le professeur Bondet, juin 1891.)

Homme de vingt-six ans, cultivateur, avait en décembre 1890 craché beaucoup de sang; une pleurésie gauche se déclara, le médecin traitant lui pratiqua la thoracentèse, un écoulement de pus se montre intermittent entre le cinquième espace intercostal à 6 centimètres environ du bord gauche du sternum; la déchéance était complète. Un peu de lait seulement pouvait être supporté par le malade il n'avait plus la force de cracher, un ronchus trachéal se faisait entendre.

Bref, c'était un moribond.

On pratiqua l'ouverture de cet abcès pleural en réséquant une côte; le lavage eut lieu ensuite; l'effet fut décisif; le malade alla mieux.

La tolérance de la créosote s'établit vite, cinq mois après il sortit de l'Hôtel-Dieu amélioré et non guéri; ses sommets quoique encore suspects ne craquaient plus, l'appétit était bon les forces revenaient, le poids avait augmenté de 6 kgr. 1/2.

Un an après je le retrouve dans le service, il est bien portant malgré une rechute, le traitement fut repris, quelques mois encore et il sortait considéré comme guéri.

Si la créosote peut être considérée comme un médicament curatif de la tuberculose pulmonaire, il est des cas où elle est prodiguée inutilement. Beaucoup de malades guérissent avec les moyens habituels de la thérapeutique et surtout par les ressources que leur fournit l'hygiène.

Le traitement par la créosote ne réussit pas toujours, souvent ne donne qu'une illusion trompeuse.

1° Chez les tuberculeux trop avancés, en ce cas il y a intolérance immédiate, on doit cesser.

2° L'état du malade n'est pas désespéré, la créosote semble produire pendant quelque temps une amélioration; l'intolérance s'établit bientôt, on doit y renoncer et la maladie évolue dans sa marche progressive.

Observation III

Joseph P..., dix-huit ans, brusquement atteint de tuberculose à forme pneumonique.

Du haut en bas du poumon gauche existent des râles sous-crépitants, toux, oppression paroxystique, amaigrissement extrême, cavernes au sommet, état fort grave

Soumis à toutes les formes du traitement par la créosote, il y eut intolérance pour toutes, même pour les injections sous-cutanées à doses très minimes; quelques piqûres avec 4 centigrammes de créosote pour 4 grammes d'huile d'olives furent tentées inutilement.

Une médication de symptômes fut établie, elle ne produisit qu'un faible soulagement.

Il mourut quelques jours plus tard par asphyxie.

Observation IV

(Service de M. le professeur Ollier, janvier 1893.)

Homme de trente-un ans, de la campagne, facies jaune très frileux, essoufflé, porteur d'une fistule purulente à la jambe droite; l'affaiblissement se produit de jour en jour, intolérance absolue pour toutes les formes d'administration de la créosote.

Il ne peut prendre que du lait et du thé avec du rhum.

Les curetages ostéomyélitiques ne l'améliorent pas.

Amaigrissement, douleurs intercostales, vomissements, diarrhées, ondées de sueurs nocturnes, palpitations, dyspnée accrue par les mouvements, toux brève et sèche, rejet de crachats épais et peu aérés, quelquefois striés de sang; respiration rude, saccadée; séries de crépitements dans les régions sous-claviculaires, dans les fosses sus et sous-épineuses, à droite surtout; troubles vésicaux rectaux.

Nouvelle tentative de traitement par les pilules de Bouchard, les lavements, et les suppositoires d'iodoforme. L'amputation eut lieu au tiers supérieur de la jambe; la température qui oscillait entre 39 et 41 degrés tomba à la normale, la toux s'arrêta, un mois et demi après il sortait guéri.

Observation V

(Service du professeur Tripier, mars 1890).

M. X., boulanger, âgé de dix-neuf ans. Mal de Pott

dorsal ; douleurs vives dans les reins, irradiation dans le tronc de douleurs aiguës fulgurantes, arrachant des cris au malade; amaigrissement, troubles digestifs, respiratoires, dyspnée, enrouement, adénites axillaires et sous-maxillaires, toux fréquente, quinteuse avec crachats muco-purulents ; matité plus marquée au sommet postérieur gauche du thorax, avec craquements humides. Augmentation des vibrations thoraciques. Fièvre variant entre 38° et 40 degrés, ondées nocturnes, diarrhée.

Abcès par congestion dans la fosse iliaque droite.

Température à redoublements vespéraux 40,5 à 41 degrés, crachats arrondis nummulaires, déchiquetés, surnageant un liquide clair, renfermant des fibres élastiques, formant une purée épaisse.

Trois fusées purulentes viennent sourdre dans la partie externe de la cuisse droite.

Température variant de 38 à 39°5.

Curetages ostéomyélitiques de la partie externe du fémur, extractions de séquestres.

Température 38 à 39 degrés.

Traitement par les pilules et les lavements créosotés, régime tonique.

La température s'élève, nouveaux curetages, puis enfin l'amaigrissement devient extrême. le malade tombe dans une grande faiblesse, sa vie est en danger.

L'amputation du membre droit eut lieu au 1/3 supérieur de la cuisse.

Trois mois après il sortait de l'Hôtel-Dieu.

Observation VI

Mlle Julienne X... portant des ganglions volumineux sous l'aisselle et dans les régions sterno-mastoïdienne et claviculaire droites.

Toux sèche (heim !), respiration pénible, brève et saccadée, vorace appétit, puis brusquement dysphagie pendant des périodes de quinze à vingt jours.

L'iode, les iodures, la créosote n'eurent aucune heureuse influence.

Les toniques seuls eurent quelques heureux résultats sur l'état général.

Après six mois de traitement elle mourut emportée par une broncho-pneumonie.

Les résultats que donne la créosote dans le traitement de la tuberculose peuvent être très bons, médiocres ou nuls.

Quelquefois sans agir sur le tubercule lui-même, elle améliore l'état général, ce qui est très précieux, car elle met l'économie sur la voie de la résistance.

Le plus souvent, dans les échecs, c'est que le traitement a été commencé trop tard ou qu'il n'a pas été continué assez longtemps.

Diverses formes de tuberculoses sont rebelles à tout traitement.

1° Les tuberculoses torpides à évolution lente avec rémission prolongées, apyrétiques, sont presque toujours curables par le traitement créosoté et l'hygiène.

2° Les tuberculoses à évolution lente avec poussées

subaiguës, évoluent par étapes entraînant à chaque poussée une déchéance progressive ; mais entre chaque étape survient une rémission qui confine à la guérison : ici encore le traitement créosoté combiné avec une bonne hygiène peut mettre l'économie à l'abri d'une nouvelle atteinte en augmentant sa résistance.

3° Les tuberculoses à évolutions continues, sans rémissions, elles revêtent tantôt la forme aiguë ou galopante, tantôt la forme consomptive ou chronique d'emblée : dans ce cas la créosote est inutile, l'hygiène peut toujours rendre quelques services.

Or, je dirai avec M. Daremberg qu'il faut :

1° Appliquer aux malades de la première et deuxième catégorie le traitement créosoté sous toutes ses formes, de préférence le traitement sous-cutané.

2° Leur imposer l'hygiène la plus sévère.

Arsénicaux.

« A l'intérieur dit Dioscoride, on donne l'arsenic aux malades qui ont du pus dans la poitrine. Dans les toux invétérées on leur fait respirer, à l'aide d'un tube, la vapeur d'un mélange de résine et d'arsenic. »

On voit que l'usage des arsénicaux dans la phtisie remonte à une haute antiquité.

A une époque bien moins éloignée, Beddoës, Bernhart auraient obtenu des succès par l'emploi de ces agents.

Aujourd'hui nous sommes fixé sur ce sujet par l'expérience de Trousseau. « Nos essais, dit-il, ont été faits sur des phtisiques et sur des malades atteints de catarrhe chronique du larynx. Chez les phtisiques, nous avons obtenu non pas des guérisons, mais tout au moins une suspension des accidents, fort extraordinaire dans une maladie dont rien ne retarde la marche fatale. Nous avons vu la diarrhée se modérer, la fièvre hectique diminuer, la toux moins fréquente, l'expectoration prendre un meilleur caractère; mais nous n'avons pas guéri. De nouveaux tubercules se formaient et se ramollissaient, et la mort venait plus tard, il est vrai; mais elle était inévitable comme toujours. »

Trousseau faisait fumer aux malades des cigarettes préparées avec un papier qui avait été trempé dans une solution contenant 2 à 4 grammes d'arséniate de soude pour 20 grammes d'eau.

L'arsenic n'est donc pas un agent véritablement curatif de la tuberculose. Il opère, comme l'iode, en modérant les combustions, et, par conséquent, la fièvre; il épargne ainsi le phtisique.

Phosphate de chaux.

Le rôle du phosphate de chaux est multiple dans la tuberculose.

D'abord le phosphate calcaire favorise la transformation crétacée des tubercules; en second lieu, il exerce une action réparatrice sur la nutrition. Je mentionnerai, à ce sujet, que l'on fait disparaître par l'usage de ce sel, comme je l'ai observé maintes fois, les taches blanches qu'on remarque parfois sur les ongles des personnes chez lesquelles la nutrition est défectueuse.

Je rappellerai en outre que les chiens ne sont jamais

phtisiques; or, ces animaux ingèrent beaucoup d'os, par conséquent, beaucoup de phosphate de chaux. On sait, d'autre part, que le phosphate de chaux se trouve en excès dans l'urine des phtisiques, c'est-à-dire que l'organisme de ces malades se dépouille d'une partie de ce sel qu'il devrait retenir.

Il est donc encore une fois rationnel d'administrer aux tuberculeux le phosphate de chaux, afin de contrebalancer l'élimination exagérée de ce composé. Enfin, le phosphate de chaux possède la propriété de modérer les sueurs chez les phtisiques.

Stône (1852) avait vu depuis plusieurs années les sueurs des phtisiques diminuer après l'administration du phosphate de chaux, sa remarque fut publiée et reprise par Guyot en 1865, puis par Potain qui l'administra avec succès à l'hôpital Necker.

Chlorure de sodium.

C'est au Dr Amédée Latour qu'on est redevable de l'introduction du chlorure de sodium dans le traitement de la phtisie pulmonaire. On sait que cette affection n'est pas une maladie locale, mais une maladie essentiellement générale; aussi fallait-il traiter cet état morbide en ne combattant pas exclusivement les symptômes locaux, mais l'état général et chercher à placer les tuberculeux dans les conditions où la nature guérit. C'est ce à quoi on peut arriver en prescrivant aux phtisiques une alimentation réparatrice, l'exercice physique et intellectuelle, l'insolation, le grand air, les voyages, mais aussi en recourant à l'emploi gradué du chlorure de sodium. Amédé Latour prescrit le sel marin dans le lait, ou mieux le lait chloruré produit par une chèvre à laquelle on donne chaque jour une nourriture saine, abondante, composée en partie d'herbes vertes ou de racines fraîches, et additionnées d'une certaine quantité de sel dont on peut élever graduellement la dose jusqu'à 30 grammes par jour.

Le chlorure de sodium s'élimine en partie par le lait, mais il a acquis alors des propriétés qu'il ne posséderait pas s'il avait été simplement mélangé avec ce liquide. Ces différences entre le lait chloruré et le lait simplement additionné de sel marin ne peuvent s'expliquer dans l'état actuel de la science, mais elles sont réelles et l'on peut concevoir qu'elles existent, attendu que le chlorure de sodium peut se combiner avec les matières albuminoïdes et sucrées.

Grâce à l'emploi de ce lait pendant un temps suffisant et à l'aide d'une hygiène convenable, on peut guérir les tuberculeux au début de la maladie, et même souvent ceux dont l'état morbide est avancé.

Comment expliquer les heureux effets du sel marin dans la phtisie pulmonaire? On sait que le chlorure de sodium diminue dans le sang des phtisiques, or il exerce une action puissante sur la nutrition. Le sel marin agit de deux façons :

1° En augmentant la sécrétion du suc gastrique et le rendant plus acide, par conséquent, en favorisant la digestion et s'opposant aux vomissements si fréquents chez les phtisiques;

2° En augmentant les oxydations et favorisant les rénovations moléculaires, le mouvement d'assimilation et de désassimilation qui constitue la vie.

La machine animale est plus chauffée et la vie plus active. Mais ce redoublement d'activité dans la rénovation moléculaire exige une alimentation forte et abondante, aussi faut-il nourrir largement les phtisiques avec les matières grasses et azotées, toutes les fois que la digestion se fait bien et les placer dans des conditions convenables.

Amédée Latour a prescrit aussi le cresson parmi les aliments herbacés des phtisiques. Or, si l'on consulte les analyses des crucifères, on voit que ces plantes et surtout le cresson, renferment une quantité assez considérable de sel. Stanislas Martin a trouvé de gros cristaux cubiques de chlorure de sodium dans un extrait préparé avec du suc de cresson de fontaine.

Enfin, pour achever de démontrer l'efficacité du sel dans la phtisie, il faut se rappeler qu'on a administré avec avantage ce médicament aux noirs lorsqu'on voulait arrêter chez eux les progrès de la phtisie. Les singes meurent presque tous phtisiques dans nos climats ; on a prolongé leur vie en les soumettant à un régime salé.

Huile de Foie de Morue.

Inconnue il y a un demi-siècle dans le traitement de la phtisie pulmonaire, l'huile de foie de morue est aujourd'hui d'un usage populaire dont Pereira (de Bordeaux), a été le plus ardent promoteur. Toutefois, malgré sa réputation, il ne faudrait pas croire que cette substance fût toujours efficace. S'il est des cas où elle est éminemment taire, il en est d'autres où elle est impuissantelusa et même nuisible. Précisons ces diverses circonstances sur lesquelles Taufflel (de Barr) a insisté.

S'agit-il d'une phtisie scrofuleuse, torpide, à marche chronique, développée chez des sujets lymphathiques; d'une phtisie qui ne s'accompagne point d'accidents fébriles et qui est l'expression d'une hématose et d'une nutrition languissante, l'huile de foie de morue rendra les services les plus signalés. Elle ranimera la nutrition, le foyer animal et, par conséquent, la vie dans l'organisme languissant.

S'agit-il, au contraire, d'une phtisie active, à forme inflammatoire, s'accompagnant de congestion, d'hémoptysies, l'huile de foie de morue aggravera les symptômes et activera la marche de la maladie. Ce résultat se conçoit puisque cette substance est un agent de calorification. Donc toutes les fois qu'une tuberculose présentera ces caractères et même toutes les fois que, dans une phtisie froide, il se manifestera un état fébrile on devra s'abstenir de prescrire l'huile de foie de morue, se réservant de l'employer quand la fièvre aura disparu.

Il résulte de ces données que l'huile de foie de morue, qui était contre-indiquée au début chez les sujets atteints de cette dernière forme de phtisie, peut être employée avantageusement lorsqu'ils sont épuisés par la fonte tuberculeuse et la diarrhée. Elle donne alors au malheureux phtisique un peu de force et d'appétit; elle l'épargne en brûlant à la place de ses propres tissus, et parvient à enrayer la marche de la maladie pour un temps quelquefois assez long.

Le beurre, surtout le beurre salé, était prescrit par

Trousseau dans les cas où l'huile de foie de morue n'était pas tolérée.

Pour que cette substance soit utilisée convenablement, il faut conseiller l'exercice.

Lait.

Nous avons vu que les corps gras et le phosphate de chaux étaient utiles dans la phtisie pulmonaire ; or le lait estriche en matières grasses ; de plus, il contient une quantité notable de phosphates, car les phosphates de chaux et de magnésie forment les deux tiers de ses cendres.

Une expérience vulgaire a, du reste, démontré, dès longtemps, les avantages de cet aliment dans la tuberculose.

Le lait d'ânesse, si riche en sucre, jouit d'une certaine préférence ; mais le lait de chèvre, seul ou additionné de sel, ou mieux le lait d'une chèvre nourrie avec des aliments salés, est encore le meilleur.

Alcool — (Koumiss).

De même que l'arsenic, l'alcool agit dans la tuberculose comme un médicament d'épargne. Il modère la fièvre chez les malheureux phtisiques qui se consument par les deux bouts. Il favorise en même temps la digestion et combat les vomissements si fréquents dans cette maladie.

Si nous avions à traiter ici des effets diurétiques de l'alcool, je rappellerais que ce médicament est, par suite de ses mêmes effets, l'un des meilleurs antisudorifiques ; qu'il peut être préféré contre les sueurs des phtisiques, à l'agaric et surtout à cet affreux poison qu'on appelle sucre de Saturne.

Les habitants du nord de l'Asie ne sont jamais atteints de phtisie ; ils boivent une liqueur alcoolique appelée Koumiss, préparée avec du lait ; mais il est bon d'ajouter aussi qu'ils font presque continuellement des courses à cheval, qu'ils respirent un grand air, tous moyens qui, unis à d'autres que j'ai signalés dans l'étude du chlorure de sodium, peuvent empêcher le développement de cette maladie. Enfin ajoutons que les buveurs ne sont guère phtisiques et qu'on a même conseillé le recours aux boissons alcooliques comme moyen de prophylaxie et de guérison; cette assertion cesse d'être vraie lorsqu'il s'agit de l'ingestion d'alcools toxiques.

« Certaines races de l'Océanie, certaines tribus s'éteignent actuellement dans la phtisie.

« L'anthropologiste assiste ainsi à la disparition de races fortes jadis, comme le géologue assiste à la disparition de genres et d'espèces qui existaient à des époques anciennes.

« On a attribué cette extinction au mélange avec les Européens. Je suis de ceux qui l'attribuent aux abominables alcools dont on abreuve ces êtres humains.

« Les alcools les plus mauvais, les résidus des distillations d'eaux-de-vie de fécule, de betteraves et de grains, que l'on n'ose livrer au commerce européen, sont ceux que l'on offre en guise d'échanges, à ces populations éloignées. Et les coupables sont ceux qui se vantent d'être civilisés. » (*Questions sur l'alcoolisme au Congrès de 1878*, p. 248, Paris, imprimerie Nationale.)

Iodiques.

L'action des iodiques est du même ordre que celles des arsénicaux qui peuvent retarder la marche de la maladie, mais ne l'arrêtent jamais.

En effet, de même que les arsénicaux, ils produisent une certaine augmentation de l'appétit ; de plus ils diminuent la formation de l'urée et de l'acide carbonique ; et c'est par ce double effet que nous pouvons nous expliquer l'embonpoint que ces agents déterminent souvent, et leur rôle de médicament d'épargne, analogue à celui des alcooliques. Ce sont donc des agents qui modèrent la désassimilation chez les phtisiques ; qui diminuent par conséquent la fièvre et les empêchent de se consumer moins vite. Ajoutons néanmoins qu'au début d'une phtisie les iodures peuvent favoriser la disparition des grains tuberculeux.

On pratique souvent des badigeonnages avec la teinture d'iode sur la poitrine des phtisiques. On pense alors produire une révulsion. Mais l'iode est très peu caustique ; il est d'ailleurs absorbable par la peau. D'un autre côté, les malades en respirent une certaine quantité qui se vaporise, de sorte que le résultat de cette pratique semble être le même que celui qu'obtenaient, au commencement de ce siècle, Berton, Baudelocque, Scudamore, qui faisaient inspirer des vapeurs d'iode aux tuberculeux. En dernier lieu, Piorry faisait placer, sur la table de nuit des vases contenant de l'iode. Les vapeurs de ce métalloïde, qui se volatilise à la température ordinaire, pénétraient en petite quantité dans les voies respiratoires et pouvaient modifier topiquement les cavernes, et atténuer les bronchorrhées qui épuisent la plupart des phtisiques.

Iodure de calcium.

L'introduction de cet agent dans le traitement de la tuberculose est due à Despalles, et surtout au Dr Malet (de Rio-Janeiro) (*Bulletin gén. de thérap.*, 1868, t. LXXV, p. 145). Suivant les observations de ce dernier médecin, sous l'influence de l'iodure de calcium administré dans la tuberculose, l'appétit se réveille, les digestions se régularisent; la respiration devient plus libre et plus profonde, la toux diminue et l'expectoration se modifie; le système musculaire reprend sa vigueur, les transpirations deviennent moins abondantes : l'économie en général semble subir une nouvelle impulsion vitale, et l'embonpoint reparaît.

L'usage longtemps continué de ce sel n'amènerait qu'un peu de constipation qui disparaîtrait d'ailleurs d'elle-même, soit après la diminution des doses, soit après la suspension du médicament, aidée de quelques légers laxatifs.

Ce même médicament serait, d'après le Dr Malet, plus utile que l'iodure de potassium chez les malades porteurs de tubercules en voie de ramollissement, dont il faciliterait la transformation crétacée ; ce qui se conçoit d'après ce que nous savons du rôle des sels calcaires.

C'est surtout chez les phtisiques ganglionnaires que l'iodure de calcium serait avantageux.

Hypophosphites.

Les hypophosphites ont été employés dans la phtisie pulmonaire.

Il paraît qu'on peut les administrer sans craindre les inconvénients du fer au début de cette même maladie. Il faut s'en abstenir toutes les fois qu'il y a de la fièvre et de la congestion pulmonaire, parce que ces médicaments sont des agents qui augmentent la calorification et qui favorisent la pléthore.

Ferrugineux.

Si l'on administre du fer à un sujet anémique présentant des symptômes de tuberculose, ce médicament fait galoper la maladie au lieu de l'enrayer.

Des hémoptysies peuvent apparaître ou devenir plus fréquentes si elles existaient déjà. Ces accidents sont dus à la congestion que déterminent les préparations ferrugineuses.

Aussi Trousseau s'est-il élevé avec raison contre l'emploi des ferrugineux dans la phtisie. Toutefois s'il s'agit d'une phtisie d'origine scrofuleuse, laquelle diffère de la phtisie ordinaire par la lenteur de sa marche et par la moindre intensité des symptômes inflammatoires, les ferrugineux pourront relever l'économie au même titre que les toniques amers et une alimentation réparatrice. S'agit-il de la phtisie vulgaire? les ferrugineux, nuisibles au début de la maladie, pourront néanmoins, suivant Trousseau, être utiles dans des périodes plus avancées. « Supposons, dit-il, que le malade ait été affaibli par les hémoptysies abondantes ou répétées et que l'expectoration, les sueurs la diarrhée, etc., l'aient jeté dans l'épuisement, dans l'anémie et la cachexie; c'est alors que les martiaux seront appelés à rendre quelques services, en ramenant un peu les fonctions digestives et assimilatrices, frappées de langueur et d'inertie.

Quinquinas.

Dans la tuberculose pulmonaire le quinquina joue le rôle de tonique et d'eupeptique; il agit comme les autres amers, mais d'une manière plus efficace; on ne saurait trop recommander ce médicament qui rend d'immenses services.

Dans la phtisie aiguë ou galopante, l'un des meilleurs moyens de modérer les accès fébriles qui surviennent à chaque instant, consiste à donner la quinine. Ce médicament est également utile dans la phtisie ordinaire. Il prévient la fièvre, les congestions pulmonaires et agit peut-être sur le bacille de la tuberculose. Une faible dose de quinine, une faible quantité de vin de quinquina arrêtent les sueurs nocturnes si fréquentes dans la phtisie.

Eucalyptol

L'eucalyptol a été employé dans la phtisie par Gimbert. Certainement, il ne la guérit pas, mais il modère la toux par ses effets antispasmodiques. Prosper Mérimée qui faisait usage des cigares d'eucalyptus s'en félicitait beaucoup. D'ailleurs la santé est plus vigoureuse dans les contrées où croît l'eucalyptus. « En Australie, dit Ramel, les jeunes femmes qui souffrent du poumon semblent reprendre de la vigueur et du souffle en respirant l'air embaumé par les émanations du gommier bleu. »

Eau de mer.

Ni l'eau de mer, ni le séjour dans les plages marines ne conviennent aux malades atteints de phtisie aiguë. L'air vif et salé produit des congestions et imprime à l'état morbide une marche plus rapide. L'atmosphère marine ne convient qu'aux sujets atteints de phtisie torpide.

Chair crue.

La chair musculaire crue est un aliment complexe, qui renferme une grande quantité de fibrine, une faible quantité d'albumine, divers sels, surtout du chlorure de sodium et du phosphate de chaux. Il existe d'ailleurs du phosphore dans l'albumine et dans la fibrine, puisque les matières protéiques renferment tous ces principes. Indépendamment de ces substances, la chair musculaire contient une faible quantité d'inosite, d'acide sarcolactique et de créatine. *(La chair cuite à l'eau a perdu la majeure partie de son albumine et de ses principes solubles.)* La chair musculaire crue et les mollusques sont donc des aliments réparateurs de premier ordre ; à ce titre, ils sont précieux dans la phtisie pulmonaire. Le sang frais, surtout celui de veau, exciterait l'appétit, mais il répugne aux malades.

Café.

Dufour prescrivait le café en boisson dans la phtisie. Si l'on se rappelle que l'alcool a paru avantageux dans cette maladie et que cet agent est un médicament d'épargne, ce que nous avons dit de l'alcool à ce sujet s'applique au café.

Oxygène.

On fait respirer l'oxygène aux phtisiques; on a créé pour eux des instituts pneumatiques. Parfois, un bien-être passager, mais souvent des symptômes inflammatoires ont été les résultats de cette inhalation d'oxygène; donc ici, elles peuvent être nuisibles. Les voyages dans les forêts de sapins surtout sont préférables; les poumons, avec avidité, s'emparent de cet oxygène pur qu'exhalent pendant le jour ces miliers de bouches végétales.

Nous avons aujourd'hui des antiseptiques puissants; la pourriture d'hôpital, la septicémie, la fièvre puerpérale sont évitées; des opérations chirurgicales, toujours mortelles, se font sans danger.

Comme le disait notre maître et professeur M. le Dr Cazeneuve, les hasards du creuset deviennent de plus en plus rares, les raisonnements remplacent ces hasards.

De même, un jour, nous aurons contre la tuberculose ce spécifique tant désiré, comme nous avons la quinine contre l'impaludisme et l'iodure de potassium avec les sels mercuriaux contre la syphilis.

CONCLUSIONS

I. La tuberculose pulmonaire est une maladie infectieuse, inoculable, virulente et bacillaire.

II. La guérison de la phtisie pulmonaire n'est pas impossible, surtout aux premier et deuxième degrés, quoique pour cette maladie nous n'ayons encore aucun traitement certain.

III. La créosote rend aujourd'hui des services importants dans la curation de la tuberculose pulmonaire.

IV. L'hygiène et les moyens diététiques jouent le plus grand rôle dans l'amélioration et la guérison de la tuberculose pulmonaire.

Lyon. — Imp. Pitrat Aîné, A. Rey Successeur, 4, rue Gentil — 11377

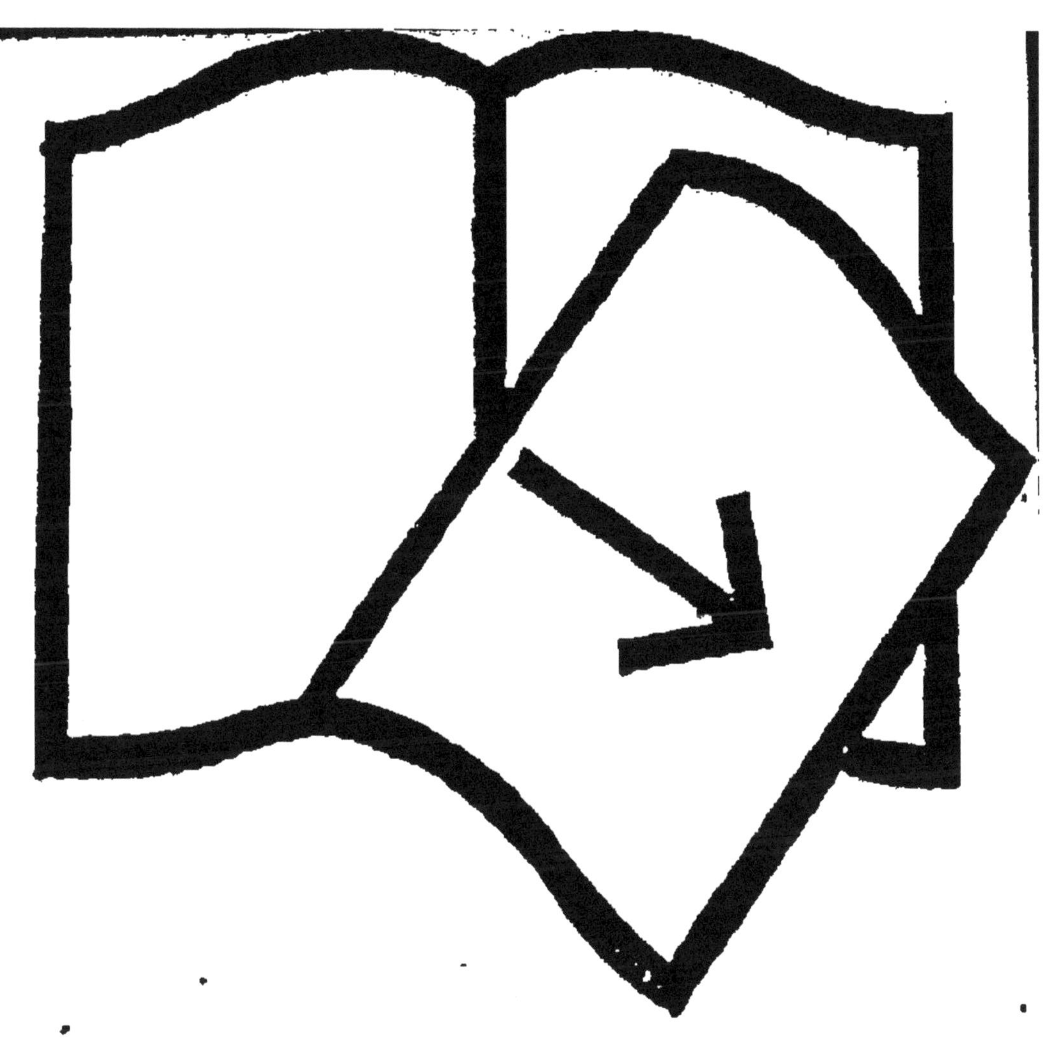

Documents manquants (pages, cahiers...)

NF Z 43-120-13

www.ingramcontent.com/pod-product-compliance
Ingram Content Group UK Ltd.
Pitfield, Milton Keynes, MK11 3LW, UK
UKHW012118240726
13965UKWH00005B/1836

9 782013 553278